AF474192

EAUX FERRUGINEUSES

D'ORIOL

PRÈS MENS (ISÈRE).

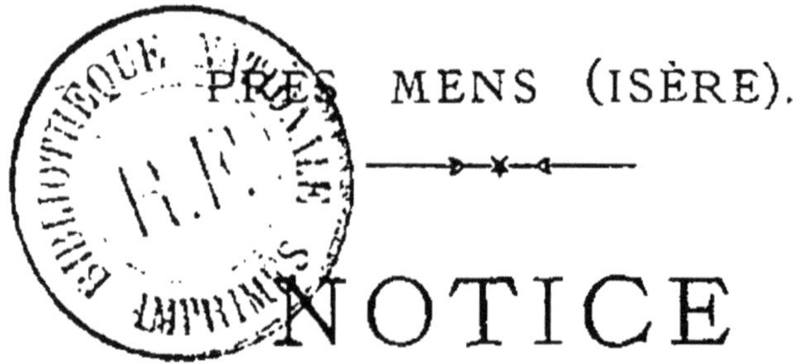

NOTICE

HISTORIQUE ET MÉDICALE

PAR

LE DOCTEUR BARON,

MÉDECIN AUX EAUX D'ALLEVARD

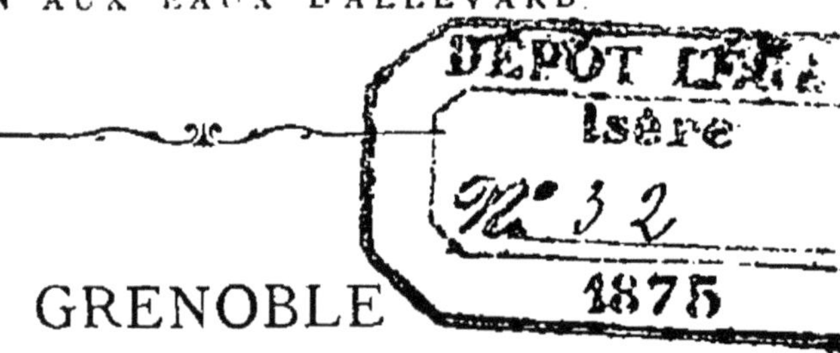

GRENOBLE

IMPRIMERIE F. ALLIER PÈRE ET FILS,

Grande-Rue, 8, cour de Chaulnes.

1875

LES EAUX D'ORIOL

Ceux qui vivaient il y a cinquante ans, et qui se souviennent, se rappellent que deux ou trois cents malades à peine fréquentaient annuellement les eaux dauphinoises. A cette époque, la source d'Uriage était une mare où les gens du pays, par un usage traditionnel, venaient se purger; Allevard n'existait pas; seule la Motte, la doyenne de nos eaux, fournissait péniblement à quelques paralytiques ou rhumatisants la quantité d'eau nécessaire à la plus parcimonieuse des douches. Dire l'état déplorable des chemins, celui des logements, paraîtrait chose inouïe aujourd'hui. Et cependant un demi-siècle à peine nous sépare de cette époque ! Depuis les temps ont marché, et c'est actuellement par sept ou huit mille qu'il faut chiffrer le nombre d'étrangers qui vient tous les ans demander à nos thermes du Dauphiné le plaisir et la santé. Grâce à l'initiative de quelques hommes intelligents, l'industrie thermale est chez nous définitivement créée, et Dieu sait quelle sera la limite de son développement. Dans cet essor d'une des branches les plus utiles et les plus lucratives de notre industrie locale, il y a place pour toutes les eaux qui s'offrent au public avec des qualités réelles, de sérieux éléments de succès. Les eaux d'Oriol remplissent admirablement ces conditions.

HISTORIQUE.

Ces eaux ne sont pas les premières venues : elles ont des lettres de noblesse qui datent de 1639. Cette année là, un enfant du pays, Pierre de Vulson, sieur des Grands-Prez, docteur en médecine, agrégé au collége des médecins de Grenoble, publiait une notice intitulée : *L'ordre qu'il fавt observer en l'usage des eavx minérales acides, et surtout de celles des Auriols en Trièves et du Monestier-de-Clermont.*

Item *à quelles personnes elles sont profitables et à qui elles sont totalement préjudiciables.* (Grenoble 1639).

Je tiens de M. Ch. Revillout, professeur de littérature à la faculté des lettres de Montpellier, qu'un Borel de Ponsonnas, guérit à Oriol ses blessures reçues pendant les guerres de religion.

Eaux d'arquebusade avant de recevoir une appropriation plus conforme à leur qualité, les sources d'Oriol, comme les Eaux-Bonnes, ont commencé par fermer les blessures de Mars.

Les docteurs Nicolas et Trousset, à la fin du siècle dernier, s'étaient, dit-on, occupés des eaux d'Oriol. Je regrette de n'avoir pu me procurer leur travail dont j'aurais fait profiter le lecteur.

A la société de Statistique de l'Isère (séance du 9 mars 1839), le docteur Leroy, professeur de chimie à la faculté des sciences, le premier qui ait fait des eaux d'Oriol une analyse régulière, en posait nettement les indications thérapeutiques.

En 1840, notre compatriote, le docteur Bailly, ancien président de l'académie de médecine de Paris, à la suite d'une notice sur les eaux de la Motte, écrivait à propos des eaux d'Oriol :

« Les eaux d'Oriol, près de Mens, sont supérieures, selon moi, aux eaux de Seltz et de Spa que nous allons chercher à grands frais chez l'étranger. Elles sont éminemment gazeuses, contiennent des carbonates de fer, de chaux, de magnésie des silicates, sulfates et chlorures de sodium. On en fait usage à la Motte avec succès, car elles sont peu éloignées de cette commune, et c'est encore un avantage incalculable pour les malades qui ont besoin des deux. Je les ai prescrites aussi à plusieurs personnes, et j'ai eu à m'applaudir de ce conseil. »

En 1843, M. le docteur Pellaton, médecin à Mens, dans une *Notice sur les eaux minérales gazeuses, ferrugineuses et salines d'Oriol*, établissait la valeur clinique de ces eaux. Seize observations

bien prises, terminent ce travail,
quel nous reviendrons au chapitre de la thérapeutique.

Ainsi que nous l'apprend Bailly, un viel usage consacré par l'expérience, fait prescrire journellement aux malades débilités de la Motte l'eau d'Oriol comme boisson tonique. Les médecins qui se sont succédé dans cette station, MM. Buissard (1), Baron (2) et Gubian (3) sont unanimes à témoigner dans ce sens.

Depuis lors, en matière d'eaux ferrugi-

(1) *Indicateur médical et descriptif des eaux de la Motte-les-Bains*. Grenoble, 1861.

(2) *Mémoire sur trente-sept cas de maladies utérines, traitées aux eaux de la Motte* Grenoble, 1861. Et *Coup d'œil sur les eaux minérales du Dauphiné*. Grenoble, 1866.

(3) *La Motte-les-Bains*, près Grenoble (Isère). Grenoble, 1873.

neuses, les eaux d'Oriol sont restées classées en un bon rang parmi leurs congénères. C'est à cette place recommandable qu'on les trouve dans le grand dictionnaire des eaux minérales, dans les traités spéciaux de MM. Durand-Fardel, Pétrequin et Socquet, etc. Il y a deux ans, dans le cours professé par le docteur Gubler, à la faculté de médecine de Paris, sur les eaux minérales de France, les eaux ferrugineuses d'Oriol ont mérité une honorable mention du savant professeur.

Enfin tous les praticiens des environs, Mens, Corps, la Mure, Vizille, Grenoble, ont de tout temps tenu les eaux d'Oriol en très haute estime ; ils les ont largement prescrites à leurs malades quand ceux-ci n'ont pu aller les prendre sur place.

En mentionnant les autorités qui précèdent je n'ai qu'un but, celui d'établir que les eaux d'Oriol ont droit à revendiquer leur place au soleil, qu'elles ont fai leurs preuves, et qu'une expérimentation médicale qui date au moins de deux siècles, doit inspirer de la réserve à la critique, de la confiance aux hommes de l'art.

J'aborde maintenant l'historique de la composition chimique de ces eaux.

La première analyse régulière des eaux d'Oriol date de 1839, elle émane de M. le docteur Leroy, l'infatigable promoteur des eaux minérales de l'Isère. Je n'en donne pas ici la teneur, elle n'aurait qu'une valeur historique, car les travaux entrepris deux ou trois ans après par M. Auguste Accarias doublèrent au moins le titre ferrugineux et gazeux de l'eau d'Oriol.

Les améliorations introduites par M. A. Accarias nécessitent une nouvelle opération chimique; celle-ci est confiée aux soins éclairés de MM. Leroy et Gueymard. Divers filets ferrugineux ont été réunis dans les cuves nº 1 et nº 2; il s'agit de savoir si les deux sources nouvellement créées ont exactement la même composition. Le résultat de ces dernières recherches est rendu public dans la séance de la société de Statistique de l'Isère, tenue le 3 juillet 1843.

Voici cette analyse :

POUR UN LITRE.

Matières solides.	Eau de la cuve nº 1.	Cuve nº 2.
	grammes.	grammes.
Silicate d'alumine et de fer...	0,0275	0,0250
Bicarbonate de chaux.........	1,5033	1,4845
— de magnésie.....	0,1623	0,1623
— de fer............	0,0953	0,0953
— de soude	nulle trace	0,1580
Sulfate de chaux.............	0,0130	0,0900
— de magnésie...........	0,0910	traces
— de soude....	0,0090	0,0100
Chlorure de sodium.........	0,0183	0,0246

Gaz ramené par le calcul à 0 température et 0,76 pression.

	cent. cubes.	cent. cubes
Acide carbonique libre et demi-combiné....................	1275	1213
Acide carbonique tout-à-fait libre........................	1002	920
Azote et oxygène ou air.......	30	40

En 1849, MM. Buissard et Breton se livrant, au point de vue de la présence de l'arsenic, à des recherches sur les eaux minérales de la contrée, signalent les premiers une différence curieuse dans la composition des dépôts des deux sources d'Oriol. Les dépôts de la source n° 1 contiennent une quantité notable d'arsenic : ceux de la source n° 2 n'en contiennent pas, d'une manière appréciable du moins.

Rapprochons de ce fait la présence dans la source n° 2 d'une petite quantité de bicarbonate de soude, son absence dans le n° 1, et nous avons immédiatement dans les deux sources d'Oriol une différence minéralisatrice suffisante pour légitimer une différence aussi dans l'application médicale.

En 1859, Madame de Bardonenche, propriétaire alors des eaux d'Oriol, dans le but d'obtenir l'autorisation d'exploiter ses sources, fait au Ministre de l'agriculture et du commerce, l'envoi d'eau minérale prescrit par la loi.

M. Ossian Henry, chimiste de l'Académie de médecine, expérimente les échantillons qui lui sont adressés, et voici quel est le résultat de ses recherches :

EAU. UN LITRE.

		litres.
Acide carbonique libre		0,084
		grammes.
Bicarbonate de chaux	}	1,150
— de magnésie	}	
— de soude		0,100
— de protoxyde de fer		0,046
— de manganèse		sensible
Principe arsénical et iode		n.-dout.
Sulfate de soude	}	0,170
— de chaux	}	
— de magnésie	}	
Chlorure de sodium	}	0,014
— de magnésium	}	
Silice, alumine	}	0,020
Matière organique	}	
		1,500

L'analyse de M. O. Henry suscite les remarques suivantes :

1° Dans l'analyse de M. O. Henry le titre ferrugineux et gazeux de l'eau d'Oriol est bien inférieur à celui qu'avaient annoncé MM. Leroy et Gueymard.

Pour expliquer cette différence il nous suffira de présenter les considérations suivantes :

Le travail de MM. Leroy et Gueymard a été fait sur place ou dans le cabinet de chimie de la faculté des sciences de Grenoble, sur de l'eau fraîchement puisée.

Les essais ont été répétés un grand nombre de fois ; ils comportent par cela même une garantie sérieuse de vérité.

L'analyse de M. O. Henry peut-elle prétendre au même degré de certitude ?

Il faut savoir que celle-ci, bien qu'opérée par un chimiste, dont personne ne peut nier la compétence, a été faite à Paris, dans le laboratoire de l'Académie de médecine, sur une quantité d'eau nécessairement restreinte. Avant de parvenir à l'académie l'eau d'Oriol expédiée à cet effet a subi, dans les bureaux du ministère, une attente plus ou moins longue. On ne sait pas, en outre, dans quelles conditions de saison, de température, de pression atmosphérique, etc., le puisement a eu lieu. Toutes raisons qui nous font suspecter. non la sincérité de l'opération chimique elle-même, mais la valeur des résultats qu'elle pouvait produire. Dans ces diverses migrations l'eau minérale a nécessairement subi une altération considérable, du fait de la déperdition du gaz acide carbonique. Tandis que l'analyse de MM. Leroy et Gueymard n'est passible d'aucune de ces objections.

2° M. O. Henry ne nous donne qu'une analyse pour les deux sources. Nous étions cependant en droit de penser qu'il devait se trouver entre elles une différence quelque minime qu'elle fût. Nous croyons qu'il s'est produit, soit à Paris, soit à

Mens, une confusion dans l'eau minérale de chaque provenance et que pour simplifier l'opération on en a fait le mélange.

3° Quoi qu'il en soit de l'analyse de M. O. Henry, celle-ci n'a pas été inutile à d'autres points de vue. Elle a confirmé dans les eaux d'Oriol la présence du principe arsénical; elle y a en outre décelé l'existence de deux corps qui avaient échappé à MM. Leroy et Gueymard, celle de l'iode et du manganèse. La découverte de ces principes apporte à la constitution des eaux d'Oriol une perfection chimique qui en agrandit le champ d'application médicale.

En 1872 les eaux d'Oriol changent de maîtres; elles passent entre les mains de MM. Munier et Besson, de la Mure. Le diplôme de pharmacien de l'un d'eux est une précieuse garantie pour la bonne tenue des sources et le perfectionnement de la mise en bouteille, qui est chose fort délicate.

Ces messieurs ont d'ailleurs commencé à justifier notre augure. Ils se sont munis d'appareils perfectionnés pour l'embouteillage des eaux. Les opérations préliminaires de puisement, celles d'expédition, sont faites avec soin et dans les circonstances que la science indique. Ces premiers efforts portent déjà leurs fruits. l'acide carbonique retenu dans les vases conserve l'eau plus claire; il se fait sur les parois du verre un moindre dépôt qu'autrefois. Par cela même l'eau minérale est plus agréable au goût, se digère mieux et se conserve longtemps.

Ce n'est pas tout, ces messieurs, frappés de la discordance des analyses chimiques de l'eau d'Oriol produites jusqu'ici, non point tant sous le rapport de la qualité des principes qu'au point de vue de leur quantité, se sont résolus à sortir de l'incertitude. Ils ont prié M. Ch. Lory, le savant doyen de la faculté des sciences de Grenoble, d'analyser de nouveau l'eau d'Oriol et de fixer définitivement sa composition chimique. M. Lory a bien voulu accepter ce mandat, il est venu à Oriol au mois de juillet dernier, il y a commencé ses opérations pour les terminer dans le laboratoire de chimie de la Faculté. Aujourd'hui le travail est accompli et nous sommes en mesure de le présenter à nos lecteurs.

ORIGINE DES EAUX D'ORIOL.

NOTE GÉOLOGIQUE PAR M. CH. LORY.

Nous ne saurions trop appeler l'attention des hommes compétents sur la note géologique que veut bien nous communiquer M. Lory, touchant l'origine probable des eaux d'Oriol. On sait, en matière géologique surtout, l'autorité particulière qui s'attache aux opinions émises par notre savant doyen de la faculté des sciences.

« Les eaux minérales d'Oriol sortent, « à la base sud-ouest de la colline du « Thaud, de schistes argilo-calcaires noirs, « appartenant au terrain jurassique (pro- « bablement au groupe oolithique infé- « rieur). Ces roches contiennent, en « moyenne, à peu près la moitié de leur « poids de carbonate de chaux, et tou- « jours un peu de carbonate de magnésie ; « leur couleur noire est due à de petites « quantités de matière charbonneuse et « de sulfure de fer, très divisées et dissé- « minées. Leurs couches sont dirigées du « nord-ouest au sud-est, plongeant, vers

« le sud-ouest, sous la série des étages « jurassiques moyens du bassin de Clelles. Sur l'autre versant de la colline du « Thaud, les mêmes assises s'enfoncent « de même, à l'est, sous les étages jurassiques moyens du bassin de Mens, de « la montagne de Châtel et des montagnes de Tréminis. La colline du Thaud « représente ainsi, dans le Trièves, la « terminaison méridionale d'une saillie « des étages jurassiques inférieurs, qui, « plus au nord, au-delà de la coupure « transversale de la gorge du Drac, constitue la montagne de Seneppe.

« Nulle autre part, dans les Alpes du « Dauphiné, le terrain jurassique n'est « plus remarquable par l'extrême variété « de petites veines métalliques spéciales « dont il est traversé : on connaît l'*or natif* et le *nickel arséniaté* de la Motte-les-Bains, le *mercure sulfuré* et le

« *cuivre gris argentifère* de Saint-Arey,
« la *bournonite* et la *blende* de Pruniè-
« res, etc. ; la colline du Thaud, extré-
« mité sud du même soulèvement, pré-
« sente un fait unique jusqu'ici dans ces
« mêmes calcaires, un gisement de *fer*
« *spathique* assez considérable pour avoir
« donné lieu autrefois à des exploitations
« très étendues.

« Ce massif est donc traversé par un
« grand nombre de fissures anciennes,
« qui ont livré passage à des émanations
« métallifères diverses, et il est naturel
« d'en voir sortir aussi des sources miné-
« rales très variées. Au nord, les eaux de
« la Motte, chaudes et provenant sans
« doute d'une grande profondeur, em-
« pruntent probablement leur salure à
« des gisements de *trias* enfouis profon-
« dément sous les calcaires jurassiques :
« au sud, les eaux d'Oriol, froides, char-

« gées d'acide carbonique, de carbonates
« alcalins et de carbonate de fer, se trou-
« vent précisément dans le voisinage des
« veines de fer spathique du Thaud.
« L'arsenic et l'iode se rencontrent dans
« les unes et dans les autres : l'iode se
« montre aussi, entre deux, dans une
« petite source sulfureuse qui jaillit au
« fond des gorges de l'Ébron, en face de
« Lavars, et qui provient encore du même
« massif jurassique inférieur.

« Les eaux d'Oriol, comme les eaux de
« la Motte, se présentent ainsi dans les
« conditions géologiques des grandes
« sources minérales, en relation intime
« avec les dislocations et la constitution
« intérieure du sol d'où elles jaillissent. »

DESCRIPTION DES SOURCES. — ANALYSE DE M. CH. LORY.

Le petit vallon d'Oriol dans lequel sourdent les eaux de ce nom, forme un pli de terrain de deux kilomètres à peine de long, sensiblement incliné du nord au sud. Son élévation au-dessus du niveau de la mer est de sept cent cinquante mètres. Le village d'Oriol couronne la hauteur d'une façon toute gracieuse. Des dernières maisons de ce village s'échappe un petit ruisseau qui serpente le long des prairies, formant le fond du berceau. C'est à droite et à gauche de ce cours d'eau, non loin de ses bords, que se font jour les filets d'eau minérale. Divers propriétaires ont récemment capté quelques-unes de ces sources dans leur fonds respectif. En attendant qu'une analyse officielle et l'expérimentation médicale aient prononcé sur la valeur qu'il faut accorder à celles-ci, nous les négligerons, pour ne nous occuper que des deux sources Accarias (n° 1) et de Bardonenche (n° 2), qui ont fait leurs preuves et sont. jusqu'ici, les seules autorisées par l'État.

Ces dernières sont renfermées dans une maisonnette sise sur la rive droite du ruisseau d'Oriol, au sud du village, vers la partie déclive de la vallée. Le captage des eaux n'a pu être conduit jusque sur la roche, en raison du dégagement trop abondant d'acide carbonique qui gênait le travail des ouvriers. Force a été de se contenter d'enfoncer profondément dans les alluvions du ruisseau de longues planches, qui, rangées circulairement, ont formé des cuves sans fond. Celles-ci sont hermétiquement fermées par un plateau formant couvercle, un robinet est adapté aux parois, et vers sa partie supérieure un tuyau de vidange fait écouler dans le ruisseau l'eau minérale surabondante.

Le jaugeage des deux sources a donné les résultats suivants : source Accarias, 2,900 litres en vingt-quatre heures ; source de Bardonenche, 4,350 litres dans le même temps.

Plongé dans les cuves, en juillet dernier, par M. Lory, le thermomètre a marqué dix degrés centigrades et quelques centièmes.

L'eau d'Oriol est limpide, bulleuse, produisant sur l'organe du goût une impression d'astringence qui dénote la présence d'un sel ferrugineux. L'eau de cette source reçue dans un verre laisse apparaître, bientôt après, une infinité de bulles gazeuzes ; l'agitation accroît le dégagement. Si l'on secoue l'eau dans une bouteille dont on ferme l'ouverture avec le pouce. le gaz ne tarde pas à s'échapper avec violence et sifflement, indice qui suffirait au besoin pour témoigner combien le liquide abonde en principes expansifs. Si l'eau n'a pas bouilli, sa réaction est acide, mais cette réaction, due à l'acide carbonique, est passagère et fait place, quand l'eau a bouilli, à une légère réaction alcaline. En peu de temps, au contact de l'air, ces eaux se troublent, perdent leur transparence, et déposent une matière sédimenteuse sensiblement jaunâtre. C'est en vertu de cette disposition que les eaux des sources abandonnent le long des canaux qu'elles parcourent un sédiment abondant de matière ocreuse. Au voisinage se présentent çà et là quelques transsudations de la même eau, à travers lesquelles s'échappent d'une manière intermittente, des bouillonnements gazeux, et dont la surface est recouverte d'un dépôt pelliculaire.

ANALYSE DE M. LORY, DOYEN DE LA FACULTÉ DES SCIENCES DE GRENOBLE.

EAU MINÉRALE. UN LITRE.

	Sources Accarias (n° 1). grammes.	de Bardonenche (n° 2). grammes.
Bicarbonate de soude.......	0,151	0,0656
Sulfate de soude cristallisé.	0,131	0,251
Chlorure de sodium........	0,007	traces.
Iodure de sodium........	traces très marquées (1)	traces (2)
Bicarbonate de chaux.......	2,030	1,973
— de magnésie...	0,149	0,089
— de fer.........	0,0794	0,053
— de manganèse..	traces	traces.
Total des principes minéraux.	2,5474	2,4316

(1) L'eau n° 1, concentrée au centième de son volume, a donné par addition d'amidon et d'acide nitrique nitreux une coloration d'un bleu violet intense.

(2) L'eau n° 2, concentrée et traitée de même, a donné seulement une coloration rose.

Ces eaux ont montré, toutes deux, au spectroscope, des traces très sensibles de lithine.

PRINCIPES GAZEUX.

Acide carbonique, total par litre :

	grammes.	grammes.
	3,414	3,419
Acide carbonique combiné dans les carbonates alcalins supposés neutres :	0,662	0,6305
Acide carbonique demi-combiné transformant les carbonates en bicarbonates :	0,662	0,6305
Acide carbonique tout-à-fait libre :	2,090	2,158
	3,414	3,4190

Le poids *d'acide carbonique libre*, 2 gr. 090 de la source Accarias, représenterait à 0° et sous la pression de 0m76 un volume de gaz égal à 1 litre 055.

Le poids de 2 gr. 158 *d'acide carbonique libre* de la source de Bardonenche, représenterait à 0° et sous la pression de 0m76 un volume de gaz égal à 1 litre 089.

L'analyse de M. Lory fixe définitivement :

Le titre gazeux des eaux d'Oriol, qui est considérable ;

L'existence dans ces eaux d'un bicarbonate ferreux qui les caractérise :

Une différence sensible, en faveur de la source Accarias, dans la teneur ferrugineuse de l'un et l'autre griffon ;

La présence de bicarbonates alcalins et terreux, formant le complément de leur minéralisation ;

L'existence simultanée du bicarbonate de soude dans l'eau minérale des deux sources.

Enfin elle affirme l'existence de l'iode ainsi que celle d'un principe nouveau, la lithine.

Si M. Lory, dans son analyse, n'a pas décelé la présence de l'arsenic, il n'en faut pas inférer que ce corps manque certainement dans l'eau d'Oriol ; il a pu échapper à l'éminent analyste. Nous devons, au contraire, l'y admettre, sur la foi des résultats obtenus par des hommes de la compétence de MM. O. Henry, Breton et Buissard.

En résumé, des différents travaux auxquels les eaux d'Oriol ont donné lieu, il ressort : 1° que ces eaux sont ferrugineuses, bicarbonatées, alcalines mixtes ; 2° que la somme et la variété des principes minéralisateurs donnent à ces mêmes eaux une importance supérieure à la plupart de leurs congénères.

Tous les auteurs qui ont écrit sur la matière reconnaissent que le bicarbonate de fer, sel soluble, est la préparation martiale la plus active et la plus facilement assimilable dans les eaux. Si le fer est uni aux sulfates, dit M. Durand-Fardel, elles sont généralement difficiles à tolérer, tandis que la présence des bicarbonates, et par suite de l'acide carbonique, facilite l'assimilation des principes ferrugineux.

Le même auteur, dans le troisième volume des *Annales d'hydrologie médicale*, nous avise que « les sources les plus notables, comme eaux ferrugineuses, atteignent à peine et ne dépassent presque jamais 5 centigrammes de fer, c'est-à-dire de sels de fer par litre, et que la plupart d'entre elles, plutôt calcaires que sodiques, ne se prêtent guère, à moins qu'elles ne se trouvent fortement chargées d'acide carbonique, à un usage un peu considérable. D'un autre côté, la plupart des eaux ferrugineuses sont très peu minéralisées, en prenant l'ensemble de leur constitution. Sur 85 sources ferrugineuses bicarbonatées, 15 seulement atteignent ou dépassent 2 grammes de minéralisation totale. »

L'une des sources d'Oriol (Bardonenche) atteint la moyenne ferrugineuse prisée par M. Durand-Fardel, l'autre la dépasse. Quant à la somme des principes minéralisateurs, son élévation (plus de 2 grammes) place ces eaux dans la catégorie la plus privilégiée. L'eau d'Oriol est la seule eau minérale vraiment ferrugineuse de tout le Dauphiné. Il se rencontre bien du fer dans la composition des eaux de la Motte, d'Uriage et d'Allevard, mais en faible proportion, et cet élément n'est qu'un accessoire par rapport aux autres principes minéralisateurs qu'elles renferment. Il n'en est pas de même de l'eau d'Oriol où le fer existe en proportion considérable, où ce corps est l'élément caractéristique de sa composition, alors que les autres sels par leur action sur l'économie, concourent, bien que d'une manière accessoire, à imprimer à cette eau minérale des caractères spéciaux.

Hors du Dauphiné, mais sur ses frontières, en territoire savoisien, coule une source ferrugineuse autour de laquelle on a fait grand bruit; c'est de la Bauche que je veux parler. Cette eau minérale dépasse. il est vrai, en titre ferrugineux, tout ce que nous sommes habitués à rencontrer en ce genre (0 gr. 17 de bicarbonate ou crenate de fer par litre), mais elle n'est pas gazeuse, et la somme de ses principes minéralisateurs, par litre, n'est que de 0,72. On conçoit dès lors que l'eau de la Bauche n'agissant que par le fer qu'elle contient, n'offre guère à la thérapeutique qu'une formule de plus à ajouter à toutes celles qui composent déjà la médication ferrugineuse. Tandis que ce que l'on peut attendre de l'usage prolongé des eaux d'Oriol est une médication beaucoup plus complète, empruntée à la combinaison des éléments minéralisateurs unis au fer. Les eaux d'Oriol ont en outre l'avantage d'offrir une moyenne ferrugineuse modérée, en rapport avec la délicatesse d'organes des malades qui réclament cette médication ; enfin elles sont abondamment pourvues de gaz carbonique, qui conserve et fait tolérer le sel ferreux par les estomacs les plus susceptibles.

Il me serait facile de continuer ce parallèle des eaux ferrugineuses d'Oriol avec les similaires de France et de l'étranger. Il me suffit aujourd'hui d'avoir établi sans conteste que les eaux d'Oriol sont les ferrugineuses par excellence de tout le Dauphiné, bien qu'elles puissent avantageusement entrer en ligne avec les eaux de Bussang, de Spa, d'Orezza, etc., qui font l'objet d'un commerce considérable d'exportation.

PARTIE MÉDICALE.

On peut faire usage des eaux d'Oriol à trois titres différents, à titre de médication principale, adjuvante et hygiénique.

Nous pouvons réunir en un seul point de vue les médications principale et adjuvante par les eaux d'Oriol, parce que dans l'un et l'autre cas l'application médicale est la même, et que toute la différence consiste dans le degré d'intensité curative.

C'est à la source même qu'il est possible de suivre un traitement complet, on y boit l'eau ferrugineuse à sa température native et dans toute son intégrité. Quand on est aux eaux la cure devient l'affaire principale, tout s'y arrange à ce point de vue, heures des repas, du lever, du coucher, promenades, etc. ; le traitement s'y fait avec méthode et s'élève à la hauteur d'une très efficace médication. A domicile il ne peut en être ainsi, le souci des intérêts matériels, le tourbillon de la vie sociale, amènent l'irrégularité de la cure et par suite sa moindre efficacité. En ce dernier cas le mieux est de ne compter sur une cure d'eau ferrugineuse que comme moyen adjuvant d'une médication entreprise avec les remèdes ordinaires ressortissant à la pharmacie.

Comme boisson hygiénique l'eau d'Oriol est appelée à rendre de bons et utiles services. Nous en dirons quelques mots en son temps.

Ces explications une fois données j'aborde l'énumération des diverses maladies ou affections que les eaux d'Oriol sont appelées à combattre.

CHLOROSE. — ANÉMIE.

En tête se placent la chlorose et l'anémie; c'est là le terrain banal sur lequel s'est de tout temps exercée la médication par les ferrugineux.

La chlorose et l'anémie sont deux maladies différentes dans leur essence, qui n'ont de commun que l'abaissement dans le sang de la proportion des globules et les symptômes morbides qui se rapportent à cette diminution.

La chlorose est une maladie complexe, elle survient spontanément, habituellement chez les jeunes filles à l'époque de la puberté. Une fois qu'elle a élu domicile, elle s'empare si bien de son sujet, que bien qu'elle soit combattue avec succès, elle reparaît au moindre prétexte, oblige à des traitements sans fin et ne quitte souvent sa victime qu'à un âge avancé.

L'anémie, elle, n'est qu'une affection fortuite, qui se révèle à la suite d'une déperdition sanguine ou nutritive considérable, comme après les hémorragies, une maladie longue, une croissance rapide, etc., mais qui, l'accident une fois disparu, tend elle-même à la guérison.

Ce court exposé suffit pour faire comprendre que le traitement de la chlorose doit être avant tout un traitement général, et que l'administration des ferrugineux n'en est qu'une circonstance accessoire. Aussi le bon air, la bonne nourriture, les voyages, les distractions, les eaux minérales de toute espèce, sont-ils conseillés dans cette maladie, souvent avec succès.

On comprend qu'une eau minérale, comme celle d'Oriol, qui contient des principes précieux et variés, comme le fer. le manganèse, l'iode, l'arsenic, les bicarbonates de soude, de chaux et de magnésie, s'adresse avec bonheur à une maladie aussi complexe que la chlorose, précisément en raison de la complexité de sa composition. Remarquons, en effet, que si les eaux d'Oriol n'avaient à agir que par le fer qu'elles contiennent, elles n'offriraient guère à la thérapeutique qu'une formule de plus, bien qu'assez parfaite, à ajouter à toutes celles qui composent déjà la médication ferrugineuse. Mais, comme nous le disions, dans le traitement de la chlorose il ne s'agit pas seulement d'enrichir le sang, il faut encore instituer une médication qui réponde à toutes les circonstances de la maladie : faiblesse générale, troubles digestifs, trouble de la fonction utérine, état névralgique, etc.. qui doivent entrer en ligne de compte dans les indications thérapeutiques. La constitution chimique des eaux d'Oriol se prête à une bonne partie de ces exigences curatives.

Dans les formes légères ou moyennes de la chlorose les eaux d'Oriol ne sont guère employées à titre principal, on a sous la main des formules nombreuses qui suffisent à la curation. Mais dans les formes graves, alors que l'on a épuisé toute la série des préparations ferrugineuses, alors que l'estomac se refuse désormais à admettre un seul atome du fer des pharmacies, on est heureux d'avoir à sa disposition une de ces eaux sortant du mystérieux laboratoire de la nature, renfermant le remède avec ses correctifs. L'acide carbonique et les sels alcalins sont alors le véritable passeport de l'élément ferrugineux; sans eux l'estomac se révolte en présence du fer. avec eux la révolte est souvent vaincue.

Il est des chloroses à répétition qui veulent des traitements sans cesse répétés. Une cure à la source ferrugineuse a une action plus profonde sur les éléments morbides, elle donne des résultats plus durables, quelquefois définitifs.

Comment agit le fer et les eaux qui le contiennent dans la reconstitution du fer et des globules sanguins notamment ?

Une première opinion, qui a dû se présenter comme la plus naturelle, admet que le fer ingéré concourt directement, matériellement et par lui-même, à la reproduction des globules sanguins. Une autre opinion prétend, au contraire, que le fer n'est pas absorbé, qu'il n'est qu'un simple agent dynamique dont l'action se borne à stimuler la surface digestive, à faciliter l'élaboration et l'absorption des aliments. Les globules sanguins de nouvelle formation emprunteraient leur élément ferrique à celui qui se trouve naturellement dans les matières alimentaires. Quant au fer ingéré comme médicament, il ne pénétrerait point dans le sang, mais serait rejeté par les selles après avoir produit l'excitation intestinale.

Le tort de ces deux théories, c'est d'être, l'une et l'autre, trop exclusives. Le fer est à la fois un agent réparateur en nature du sang et un agent dynamique des voies digestives. Son absorption, au moins partielle, est incontestable, puis qu'on retrouve du fer dans l'urine des malades qui en font usage ; mais il faut aussi reconnaître que son passage de l'intestin dans le sang est difficile, qu'il s'opère lentement et en proportion très minime. Aussi doit-on regarder comme les meilleures combinaisons ferrugineuses celles qui, sans trop fatiguer l'appareil digestif tout en le stimulant, se prêtent le mieux à l'absorption rapide du fer dans le sang. Sous ce rapport l'eau d'Oriol ne laisse rien à désirer. La forme sous laquelle existe le fer dans le liquide minéral présente une perfection à laquelle les préparations pharmaceutiques ne sauraient prétendre ; la présence d'une proportion considérable d'acide carbonique anime l'organe stomacal et redresse sa fonction. Ainsi se trouvent réalisées dans la cure par l'eau d'Oriol les deux conditions essentielles de l'action des préparations ferrugineuses, l'activité nouvelle imprimée aux fonctions digestives, l'absorption du médicament.

Nous avons dit que l'anémie n'est presque jamais qu'un symptôme, elle est habituellement liée à une autre maladie dont elle dépend. Si celle-ci est passagère, passagère aussi sera l'anémie ; au contraire, si la maladie est de longue durée, sa compagne partage cette lenteur d'évolution et devient une complication très-fâcheuse. Je désire en citer quelques exemples :

Anémie consécutive aux hémorragies. — L'anémie due à une simple déperdition sanguine, se guérit habituellement sans traitement, par le repos ou par l'hygiène. Il n'en est pas toujours ainsi, principalement quand il s'agit de petites hémorragies à répétition qui finissent par jeter le malade dans un état de faiblesse déplorable.

Il me souvient d'une malade, bien constituée, que des règles trop abondantes avaient rendue anémique au suprême degré. Un traitement ordinaire par les ferrugineux n'avait pas modifié cet état, j'y ajoutai l'usage méthodique de l'eau d'Oriol, à la dose d'un litre par jour, et deux mois après les époques étaient redevenues normales, la santé s'était rétablie.

Il y a vingt ans que je fus appelé à donner des soins à une dame que l'on croyait atteinte d'un cancer à l'estomac. Elle était cachectique, d'une pâleur cireuse, elle avait les extrémités inférieures œdématiées, enfin elle rendait par les vomissements et les selles des matières mélaniques. La malade était jeune d'ailleurs (trente ans), et je ne constatais nulle part, dans la région abdominale, de tumeur suspecte. Je fus conduit à admettre chez elle l'existence d'une ulcère simple au duodénum. J'instituai mon traitement en conséquence ; l'eau d'Oriol, comme boisson ordinaire, en fit les principaux frais. Le traitement fut suivi avec persévérance durant cinq à six mois, il amena la guérison. Aujourd'hui cette dame existe encore et me témoigne sa gratitude quand je la rencontre.

Les observations douze et treize de la

notice du docteur Pellaton ont trait à des anémies par hémorragie utérine, également traitées avec succès par l'usage méthodique de l'eau d'Oriol.

Anémie des maladies utérines.—« Ceux-là s'y pourront baigner les après-dîners. qui ont des durillons au mezentaire, paucréas et matrice. » (P. de Vulson, page 20).

Dans le mémoire que j'ai publié en 1861, sur *trente-sept cas de maladies utérines traitées par les eaux de la Motte*, l'anémie consécutive n'a fait complétement défaut que sept fois. Elle a été très prononcée chez neuf malades; chez douze d'entre elles, elle a existé à un degré moyen; enfin chez les neuf dernières il était facile de la constater encore.

Chez ces trentes malades, atteintes d'anémie consécutive à des degrés différents, j'ai prescrit avec avantage l'eau d'Oriol en boisson. Voici d'ailleurs en quels termes j'apprécie, en pareil cas, l'utilité de cette eau minérale. « Une eau minérale, dont j'ai eu fort à me louer ici pour la boisson, c'est l'eau ferrugineuse d'Oriol, qui nous vient d'un petit village situé à quelques lieues de la Motte. Elle remplit parfaitement les diverses indications que suscitent les troubles digestifs afférents aux maladies utérines. Connaissant la composition de cette eau, il est facile d'en induire les propriétés médicales, que corrobore d'ailleurs l'expérience clinique. A cause de l'acide carbonique qu'elle contient, elle est éminemment digestive et convient dans les dyspepsies. La proportion très convenable de fer qu'elle renferme la rend précieuse dans les états chloro-anémiques. Je ne parle pas de ses autres propriétés qui importent peu au sujet que je traite ici.

« Ne voit-on pas de suite le parti qu'on peut tirer de ces eaux dans l'anémie consécutive aux affections utérines? Elles aident à combattre les troubles de l'estomac relatifs à cet état constitutionnel; elles prêtent au sang l'élément qui lui manque, le fer régénérateur des globules.» (Baron, *loco cit.*, pages 14 et 15).

Contre l'anémie des maladies utérines les eaux d'Oriol sont d'une puissance incontestée. Je viens de dire tout le parti que les médecins de la Motte savent tirer de leur voisinage avec les eaux d'Oriol dans le traitement des maladies de matrice. Mais je pense que lorsque les malades pourront elles-mêmes faire une saison à Oriol, soit avant, soit après la cure de la Motte, les résultats seront plus décisifs encore.

Anémie paludéenne. — Dans sa sixième

observation M. Pellaton fait l'histoire d'une dame de Grenoble, anémique depuis plusieurs années, qui contracta une fièvre intermittente dont les traitements les mieux dirigés ne purent avoir raison. Venue à Mens, elle prit les eaux d'Oriol, à la dose de trois verrées d'abord, puis de six dans la journée. Après six jours la fièvre diminua, quinze jours plus tard elle avait disparu. Pendant six semaines que cette dame usa encore de ces eaux, la fièvre ne reparut pas, sa santé se rétablit entièrement. Depuis lors la guérison ne s'était pas démentie.

Plusieurs interprétations de ce fait peuvent être données. Le traitement par l'eau d'Oriol a-t-il directement combattu les accès périodiques, ou bien ne s'est-il adressé qu'à l'élément anémique ? Je crois qu'il a agi des deux façons. Il ne faut pas oublier que l'arsenic est un des principes minéralisateurs de l'une de nos sources (Accarias), et personne n'ignore l'action de ce métalloïde dans les fièvres intermittentes rebelles. D'autre part, il faut tenir compte de la valeur reconstituante du fer et des autres principes contenus dans l'eau d'Oriol. De sorte que l'état morbide combattu dans ses deux éléments principaux a dû céder à des efforts si bien combinés.

L'anémie paludéenne n'est pas nécessairement accompagnée d'accès périodiques, soit que ceux-ci aient disparu, soit qu'ils ne se soient jamais manifestés. Elle est alors la compagne d'une affection autrement redoutable, la cachexie paludéenne. Celle-ci sévit principalement sur les populations plongées dans la *Malaria*. Qui ne connaît le teint pâle et terreux, la complexion chétive, l'atonie physique et morale des habitants des Dombes et de la

Sologne ? Sous cette physionomie misérable se cachent des lésions organiques souvent très graves, en première ligne l'engorgement de la rate, du foie, des ganglions mésentériques. Les Européens qui ont vécu quelques années dans les pays intertropicaux échappent rarement à la cachexie paludéenne.

Nos possessions françaises de la Cochinchine, celles de l'Inde par les Anglais, peuplent tous les ans de leurs malades les établissements thermaux de Vichy, Vals, Carlsbad en Hongrie.

Je ne craindrais pas pour ma part d'adresser ces victimes de la colonisation aux eaux d'Oriol, m'appuyant sur l'autorité de P. de Vulson « ceux-là s'y pourront baigner, qui ont des incommoditez en la ratte, des durtez ou inflammations au foie. »

Anémie syphilitique. — « Ces eaux guérissent mesmement les reliques de la maladie de Naples et toutes galles et gratelles, à cause du nitre si abondant en icelles, que l'on cueillerait parfois à belles mains nageant sur l'eau. » (P. de Vulson, p. 21.)

La syphilis a aussi son anémie. L'infection constitutionnelle s'est à peine réalisée, que déjà le sang accuse les atteintes portées à sa vitalité. Les sujets éprouvent un affaiblissement général, des lassitudes inaccoutumées ; leur teint devient blême et terne ; aux moindres exercices musculaires, ils sont pris de fatigue, de palpitations, de vertiges. Le nombre des globules rouges du sang descend quelquefois à la moitié du chiffre normal. Cette anémie est féconde en névralgies spontanées, elle ne tarde pas à prendre les allures de la chlorose chez les femmes et chez les jeunes gens. Souvent on la voit s'accroître avec l'évolution des accidents syphilitiques, ou sous l'influence des médicaments spécifiques ; quelquefois même elle persiste avec la plus grande tenacité après la guérison du mal qui lui a donné naissance.

La médication tonique est généralement indiquée dans le traitement de la syphilis à ses diverses phases ; elle seconde puissamment l'action spécifique du mercure et de l'iodure de potassium ; mais rien ne vaut les ferrugineux contre cette espèce de chloro-anémie ; l'influence curative en est même si manifeste que beaucoup de praticiens ne craignent pas de considérer le fer comme antisyphilitique. Cette anémie est encore un des sujets d'application les plus légitimes d'une cure par l'eau ferrugineuse d'Oriol.

Anémie de la phthisie. — « Elles sont pareillement et totalement dommageables aux maladies idiopathiques, et propres du poulmon, et de la poitrine, sçavoir : à la toux, à la dyspurée, asthme, orthopnée, phthisie, empième et autres vices d'icelles parties. » (P. de Vulson, p. 26 et 27).

Voici une première et vénérable autorité qui n'est pas propice à la thèse que je m'apprête à soutenir. Je dois rassurer immédiatement l'ombre de Vulson et lui dire que je n'ai pas la prétention d'offrir l'eau d'Oriol comme une panacée de la phthisie pulmonaire, mais seulement comme un moyen très utile à diriger contre les troubles gastriques et la dénutrition chez les pauvres phthisiques.

L'emploi des préparations ferrugineuses dans la phthisie pulmonaire a été diversement jugé par les autorités médicales.

Elles ont leurs adversaires et leurs partisans.

En tête des premiers se place Trousseau, qui, dans ses cours et ses cliniques si suivis, condamnait absolument l'administration du fer dans la phthisie pulmonaire. Le brillant professeur est parvenu à faire partager ses convictions à un assez grand nombre de médecins, entre autres à MM. Pidoux et Blache, dont certes l'autorité est grande parmi nous. Trousseau pour entraîner la conviction citait deux exemples, restés célèbres, qu'il racontait à son auditoire avec une émotion communicative. Mais enfin ces deux faits revenant toujours les mêmes, il était naturel de se demander dans le calme de la réflexion, si le clinicien n'avait pas été la victime d'une erreur de diagnostic, comme il arrive à nous tous.

On recommença à donner du fer aux

phthisiques pour les reconforter, et l'on s'aperçut qu'en administrant le remède avec prudence, au lieu de hâter l'issue de la maladie on la ralentissait quelquefois. De sorte qu'à l'ancien ostracisme de Trousseau nous pouvons opposer l'autorité de maîtres non moins respectables, qui préconisent le fer dans une certaine mesure; tels sont, par exemple, Louis, Barthez, Rilliet, Piorry, Grisolle et N. Guéneau de Mussy.

Je suis heureux de joindre à cette pléiade de médecins célèbres le nom de M. le professeur Foussagrives, qui, dans son *Traité de thérapeutique de la phthisie pulmonaire*, s'exprime, à propos du fer, de la manière suivante : « Je limite l'indication des ferrugineux aux conditions suivantes : forme torpide, absence d'état fébrile actuel. C'est dire que les ferrugineux conviennent moins dans la phthisie qui évolue que dans celle qui traverse un état stationnaire. Je le répète, c'est une question d'opportunité; et, à ce titre, il serait aussi irrationnel de donner toujours du fer aux phthisiques que de ne leur en donner jamais. Le tempérament de mon esprit répugne singulièrement aux arrêts thérapeutiques formulés d'une manière générale et sans acception de cas. »

M. le docteur Gallard, le savant médecin de la Pitié, dans une récente clinique sur la phthisie pulmonaire, proclame catégoriquement l'efficacité des ferrugineux dans certaines conditions déterminées. Il administre d'abord les préparations officinales, additionnées d'une petite quantité d'opium. Si celles-ci ne sont pas bien supportées par les phthisiques, il faut « suivre le conseil de Louis, et aux préparations pharmaceutiques substituer les eaux minérales ferrugineuses, prises en boisson au moment des repas. Ce sont, ajoute M. Gallard, des moyens médicamenteux que nous ne pouvons employer à l'hôpital, mais qui, dans la clientèle civile, nous rendent les plus importants services. L'eau d'Orezza est celle qui est le mieux supportée par ces malades, comme aussi par les jeunes femmes dont la chlorose est sous la dépendance d'une maladie des organes génitaux internes. Elle doit cet avantage, non pas tant à la quantité de fer qu'elle contient, qu'à la forte proportion d'acide carbonique libre et aux bases alcalines qui entrent également dans sa composition. Ce sont là, en effet, des éléments essentiels qui favorisent singulièrement le travail de la digestion et rendent ainsi plus facile l'absorption du véritable principe médicamenteux, qui est le fer.

« Il est bien entendu que je ne recommande pas le fer comme moyen de traiter la phthisie, mais bien comme un moyen utile pour diminuer, sinon pour faire disparaître complétement l'*anémie* qui l'accompagne. »

Je n'ai rien à ajouter à cet enseignement si plein de raison et si pratique de M. Gallard. Je dirai seulement au point de vue de l'hydrologie médicale, que l'eau d'Oriol est tellement analogue à celle d'Orezza, que ce qui s'applique à l'une peut, sans soupçon d'empiétement, s'attribuer à l'autre. Les médecins du Dauphiné donneront donc à leurs phthisiques l'eau d'Oriol, dans les conditions particulières déterminées par le savant médecin de la Pitié.

Depuis deux ans, grâce à mon intervention, les médecins d'Allevard commencent à prescrire à leurs malades l'eau d'Oriol aux repas. J'ai recueilli de leur bouche des témoignages favorables de son emploi.

Je ne doute pas qu'un jour à Allevard, comme à la Motte, l'eau d'Oriol ne fasse dans beaucoup de cas partie intégrante du traitement par l'eau sulfureuse.

Je ne poursuis pas l'étude des services que l'eau d'Oriol peut rendre dans les autres anémies symptomatiques, telles que celles qui accompagnent la scrofule, la langueur des voies digestives, la convalescence des maladies longues, la spermatorrhée, les diarrhées persévérantes, etc. C'est au médecin qu'il appartient de remplir cette lacune et de savoir satisfaire aux indications que comportent les circonstances d'une maladie. L'étude des quelques anémies que je viens de présenter, engagera mes confrères, j'ose l'espérer, à prescrire l'eau d'Oriol dans des cas semblables, et dans d'autres analogues qu'il est impossible de déterminer d'avance.

DYSPEPSIES ET GASTRALGIES. — HÉPATALGIES.

Quand l'èvolution digestive s'opère avec lenteur, qu'elle s'accompagne de fatigues gastriques, de pesanteur de tête, d'un sentiment d'accablement général, on dit qu'il y a dyspepsie. Cet état dure autant que la digestion. Celle-ci effectuée, l'état normal revient jusqu'à ce qu'une nouvelle opération digestive ramène les malaises.

La dyspepsie primitive, celle que nous envisageons ici, procède d'habitudes hygiéniques mauvaises, de l'abus de la table, de boisson, de tabac, d'une vie trop sédentaire, d'excès de travail, de cabinet, etc. Ce ne sont d'abord que des malaises auxquels on ne prend pas garde, ils ne sont d'ailleurs que temporaires à cette période et ne portent pas à la santé une altération profonde. Plus tard leur incessante répétition retentit sur l'ensemble de l'économie, sur le système nerveux en particulier, et il en résulte un épuisement général dont les conséquences sont de nature à alarmer les individus et les familles. C'est à ce moment que le médecin est appelé à intervenir.

L'homme de l'art s'empresse alors de réformer l'hygiène du malade, et avant tout il éloigne les causes qui ont donné naissance à la dyspepsie. Puis il s'attache à régulariser les fonctions digestives déviées. C'est ici que les eaux bicarbonatées, riches en gaz carbonique, rendent les plus éminents services. On peut s'adresser alors à toutes les eaux digestives, dites *de table*. Mais les eaux d'Oriol trouveront leur application particulière dans les cas où la santé sera gravement compromise, où il importera de restaurer un organisme qui s'effondre. Dans les circonstances graves que j'invoque, je n'ai pas besoin, je pense, de motiver davantage mes préférences pour des eaux reconstituantes comme celles d'Oriol.

Si la dyspepsie est pituiteuse, c'est-à-dire marquée par une sécrétion catarrhale des premières voies, il sera bien d'introduire, chaque jour, dans la première verrée d'eau d'Oriol, une dose lavative de sel neutre.

Si la dyspepsie est flatulente, qu'elle s'accompagne d'une production gazeuse exagérée, il sera prudent de laisser s'échapper une bonne portion de l'acide carbonique de l'eau minérale, afin de ne pas accroître la distension de l'estomac.

Enfin si la dyspepsie est acide, ou si elle est de nature irritative, le mieux sera de s'adresser à des eaux plus douces, comme celles du Monestier-de-Clermont, que nous avons également sous la main.

Je ne juge pas opportun de citer des faits de dyspepsie atonique, guéris par l'usage de l'eau d'Oriol, ils sont presque de notoriété banale; plus de la moitié des malades auxquels on prescrit cette eau alcaline sont des dyspeptiques avérés.

Quant aux dyspepsies symptomatiques, quelques-unes relèvent de l'eau minérale que j'étudie, telles sont les dyspepsies chlorotiques et anémiques en général. Mais les troubles gastriques qui dépendent de la goutte, du rhumatisme, de l'herpétisme, doivent en général être adressés à des sources différentes de celle que j'envisage ici.

Je dirai peu de chose de la gastralgie, cette névrose douloureuse de l'estomac, caractérisée par des crampes très-vives survenant par accès. A l'encontre de la dyspepsie les douleurs gastralgiques surviennent dans l'état de vacuité de l'organe ventriculaire et sont souvent amendées par l'ingestion d'une petite quantité de nourriture.

Ici le gaz carbonique, si favorable en général à la dyspepsie, est souvent mal toléré. Il ne faut en tout cas l'essayer que dans l'intervalle des accès et dans les moments de calme. Il m'est quelquefois, en agissant ainsi, arrivé d'en retirer d'utiles effets.

Je rapprocherai de la névrose de l'estomac, la névrose du foie, l'hépatalgie. Celle-ci survient également par accès analogues à ceux de la colique hépatique. Lorsque les accès sont assez distants il est possible d'instruire une médication efficace, comme dans le cas suivant :

Il y a quelques années je donnai mes soins à un jeune curé de mon canton, qui, tous les deux ou trois mois, et principalement après un écart de régime, était pris de douleurs atroces au flanc droit, avec vomissements, sueurs froides, lypothimies, etc., cela durait plusieurs heures, puis peu à peu tout rentrait dans l'ordre. Cependant un jour ou deux après l'accès survenait sur la peau, du visage surtout, une légère teinte subictérique, qui ne tardait pas à se dissiper. Soit pendant, soit après l'accès, le foie ne débordait pas les fausses côtes, et dans les matières fécales minutieusement examinées, je ne découvris pas le moindre grain de cholestérine.

Le jeune curé procédait d'un père goutteux, sans avoir jamais lui-même éprouvé de manifestation sensible de la diathèse. Je le mis à l'usage exclusif de l'eau d'Oriol dans l'intervalle des accès. J'eus la satisfaction de voir ceux-ci peu à peu s'éloigner, diminuer de durée et d'intensité : ils tardèrent une fois jusqu'à six mois à reparaître. Mais je dois à la vérité de dire que si le soulagement a été grand la guérison n'a pas été complète.

CATARRHE DE LA VESSIE.

Dans le traitement des maladies des voies urinaires par l'eau d'Oriol nous devons toujours avoir présente à l'esprit la remarque que j'ai faite maintes fois, c'est que l'usage un peu prolongé de cette eau minérale amène souvent de l'ardeur, de la cuisson dans l'émission des urines. Il faudra donc se garder de l'administrer aux personnes dont l'affection s'exaspère facilement. D'autre part, l'action diurétique de l'eau d'Oriol la fait naturellement adresser au catarrhe de la vessie. Dans ce cas elle agit de deux façons, par une sorte de lavage à grande eau de l'organe, et par effet modificateur sur la muqueuse même de la vessie.

Dans son petit traité P. de Vulson nous fait la description pittoresque d'un cas assez singulier. Il s'agit d'un homme atteint de catarrhe vésical ; son urine avait acquis, par suite des mucosités abondantes qu'elle contenait, une ténacité telle qu'elle s'écoulait en *cordelles*. Un traitement par l'eau d'Oriol rendit aux urines de cet homme leur limpidité normale et le guérit complétement.

Dans sa dixième observation M. Pellaton nous rapporte le cas d'un malade atteint depuis dix mois de blennorhée et catarrhe de vessie. La maladie n'avait pas cédé aux moyens qu'on lui avait opposés. Il prit les eaux à la dose de huit verrées par jour, bues par petites quantités dans la journée. L'usage de ces eaux, pendant huit jours, diminua la difficulté d'uriner, et, trois semaines plus tard, le malade fut complétement guéri.

A mon avis, et après expérience faite, il faut réserver aux eaux d'Oriol les catarrhes vésicaux très atoniques, ce qui est le cas le plus rare ; adresser au contraire ceux dont le maniement est plus difficile à des eaux moins énergiques.

HYDROPISIES.

A propos du catarrhe de la vessie j'ai fait appel aux qualités diurétiques de l'eau d'Oriol, c'est au même titre que je les revendique pour le traitement de certaines hydropisies.

L'hydropisie est rarement essentielle, elle dépend le plus habituellement d'une maladie du cœur, du foie ou des reins.

Je crois que le traitement par l'eau d'Oriol n'est déplacé dans aucune de ces maladies s'il est conduit avec prudence, bien qu'en dise P. de Vulson : « et pour la fin, je les estime mortelles et hastans la vie de ceux qui sont affligez des hydropisies, ascite et tympanite ; combien que je tiens qu'elles serviront à la guérison de l'hydropisie anasarque commençante après l'emploi des remèdes généraux. « Ce qui revient à dire que Vulson proscrit l'intervention des eaux quand l'hydropisie est le symptôme d'une maladie incurable ou le signe ultime d'une affection qui atteint sa dernière période. Nous n'avons pas la prétention d'avancer autre chose.

Il m'a été donné, deux fois, de prescrire la boisson d'eau d'Oriol dans des cas d'hydropisie ascite, dépendant d'une cirrhose du foie. Je dois dire que chaque fois j'ai obtenu l'insuccès le plus complet. Vulson a eu raison. Dans l'hydropisie cardiaque l'usage de l'eau d'Oriol va nous donner de meilleurs résultats.

Mon cher et regretté maître, le docteur Telmat, de la Mure, m'a souvent cité l'exemple d'une dame, atteinte d'un anasarque symptomatique d'une affection organique du cœur. L'usage de l'eau d'Oriol fit disparaître par deux fois l'infiltration séreuse. La malade mourut plus tard par suite des progrès de son affection, mais Telmat ne doutait pas que l'eau d'Oriol n'eût procuré à cette malade quelques années de survie.

Dans la notice de M. Pellaton la septième observation se rapporte à une femme, âgée de soixante ans, affectée d'une hypertrophie excentrique ancienne de tout le cœur, avec suffusion séreuse dans le ventre et les membres abdominaux. En août 1839, cette femme fit usage, d'après l'avis de M. Pellaton. des eaux minérales d'Oriol, à la dose de six verrées par jour, prises pures, en guise de tisane, dans la journée L'emploi, pendant quinze jours, de ces eaux. diminua l'hydropisie, en excitant la diurèse, et le vingtième jour tout avait disparu. Une seconde fois, au printemps de 1840, l'hydropisie revint et fut dissipée par le même moyen.

La huitième observation concerne une autre femme âgée de cinquante ans, malade depuis longtemps, qui le fit appeler en 1840. Cette malade offrait les phénomènes suivants : face terreuse et bouffie. lèvres pâles, extrémités inférieures et ventre infiltrés de sérosité, tympanite stomacale, anxiété et dyspnée très grandes, le pouls était faible, irrégulier, les battements du cœur, faibles aussi, s'étendaient à droite et laissaient entendre le bruit de souffle. Elle ne pouvait supporter aucun aliment sans le vomir, pas même du bouillon. Les eaux d'Oriol administrées pendant cinq jours, à la dose de six verrées, avec addition de sirop de gomme pour les édulcorer, et données par quart de verrée toutes les heures, diminuèrent les vomissements ; huit jours plus tard les urines coulèrent abondamment. L'hydropisie avait disparu au vingtième jour.

Ces deux exemples de M. Pellaton, que j'emprunte presque textuellement à sa notice, sont bien remarquables à mon sens. La tentative de ce médecin pouvait paraître hardie à l'époque où ils furent publiés. Aujourd'hui, grâce aux travaux des médecins contemporains, de M. Peter en particulier, nous savons que les maladies du cœur comptent dans leur évolution quatre périodes principales ; que la deuxième et la quatrième période indiquent l'administration des eaux ferrugineuses, pour combattre l'état anémique d'une part, et favoriser une diurèse salutaire de l'autre.

Je regrette qu'il ne m'ait pas été donné d'administrer l'eau d'Oriol dans l'hydropisie brigthique, elle me paraît rationnelle, après disparition de toute inflammation rénale, et je ne doute pas que quelqu'un de mes confrères ne soit conduit à en faire l'essai en pareil cas.

MALADIES DE LA PEAU.

Je me borne à signaler à l'attention des médecins ce nouveau champ d'application des eaux d'Oriol : en qualité d'eaux arsénicales, Vulson n'a pas oublié de mentionner leur efficacité dans les *galles et gratelles*.

M. Pellaton consacre sa dernière et

seizième observation à l'histoire d'un malade, âgé de quarante-cinq ans, d'un tempérament sanguin, qui avait à la face une affection ancienne de la peau *(acne indurata*, avec chaleurs abdominales et constipation. Un régime alimentaire rigoureux et des soins appropriés n'avaient pu diminuer cette éruption, qui devenait plus intense lorsque les chaleurs abdominales augmentaient. Depuis que, d'après les conseils de M. Pellaton (1840), le malade a usé des eaux d'Oriol, cette dermatose s'est considérablement affaiblie; elle n'a presque plus lieu pendant l'hiver, et dès qu'elle parait, ces eaux, bues à la dose de plusieurs verrées, dans la matinée, à jeûn. et aux repas, dissipent au bout de quelques jours cette recrudescence de boutons. C'est le seul moyen qui ait été employé avec succès.

Voilà certes une bonne observation, qui

engagera les praticiens à entrer résolûment dans la voie que j'indique, l'application des eaux d'Oriol aux dermatoses de forme rebelle.

STÉRILITÉ. — IMPUISSANCE.

Chez la femme bien conformée la stérilité reconnaît habituellement pour cause, une maladie utérine ou la chloro-anémie.

Nous croyons que dans bien des cas une cure complète aux eaux d'Oriol suffira à guérir la maladie utérine, notamment dans les cas d'aménorrhée, de dysménorrhée, d'écoulements leucorrhéiques, de catarrhe utérin, de ménorrhagie passive. S'il existe une complication d'engorgement du parenchyme utérin, nous jugeons indispensable une ou plusieurs saisons aux eaux de la Motte. La guérison obtenue, la stérilité peut disparaître. P. de Vulson, dont nous aimons à citer la vénérable autorité, nous apprend que de son temps déjà les eaux d'Oriol étaient utilisées contre la stérilité dépendant d'une affection utérine. Voici ses propres paroles : « si injections faites en l'vtérus ou matrice de la femme par trop humide (après qu'elle aura beu desd. eaux quelques jours) en détergeant toutes ces mucositez, la rendront apte à la conception, et corroborant la matrice, luy feront porter son fruict à terme » (p. 21).

Quant à la stérilité qui résulte d'un état chloro-anémique très prononcé, il est clair qu'elle ne saurait mieux être adressée pour disparaître, qu'à une eau ferrugineuse d'une constitution aussi complète que celle d'Oriol. Ici la médication a l'avantage de combattre la cause et la conséquence de la maladie. Les exemples de stérilité que les eaux ferrugineuses ont fait disparaître sont nombreux. Qu'il me suffise de rappeler le fait mémorable d'Anne d'Autriche, qui devint féconde aux eaux de Forges, et mit au monde Louis XIV, après plusieurs années de stérilité. Comme témoignage un peu hyperbolique peut-être, de cette puissante influence, je peux rappeler encore que les bourgeois de Francfort avaient jadis la précaution de stipuler dans leurs contrats de mariage, que leurs femmes n'iraient que deux fois en leur vie aux eaux minérales ferrugineuses de Schwalbach, de crainte qu'elles ne fussent trop fécondes.

Chez l'homme l'impuissance reconnaît ordinairement pour cause les pertes séminales involontaires et l'atonie de tout le système génital. Or l'action stimulante du fer sur les organes de la génération s'exerce sur les sujets sains, auxquels elle ne tarde pas à susciter un organisme vénérien assez énergique; mais elle est encore plus saisissante chez les malades à qui elle parvient à rendre des facultés perdues. L'expérience clinique a démontré, en effet, que, dans ce remontement général que la médication ferrugineuse imprime à l'économie entière, la plus heureuse modification va retentir sur l'état organique et fonctionnel de l'appareil génital.

L'observation quatrième de M. Pellaton porte sur un sujet affecté de pertes séminales, suite d'abus de coït, et guéri en trois mois par l'usage de l'eau d'Oriol à doses progressivement croissantes, 4, 6 et 8 verrées par jour.

La cinquième observation est un cas de stérilité chlorotique qu'un traitement de quinze jours à Mens, continué ensuite à Grenoble, fit cesser complétement. Cette dame, qui était mariée depuis deux ans, devint grosse peu de temps après, et, au terme ordinaire, elle accoucha d'une fille pleine de vigueur.

USAGE HYGIÉNIQUE DE L'EAU D'ORIOL.

Jusqu'à un certain point l'eau d'Oriol peut être préconisée pour l'usage hygiénique. Elle est froide à la source, très chargée en gaz acide carbonique et alcalin ; mais elle est ferrugineuse, et cela suffit pour lui faire perdre le caractère d'indifférence qui constitue l'eau hygiénique proprement dite. Non, l'eau d'Oriol n'est pas une eau minérale indifférente, elle est médicinale au premier chef, et ce n'est pas impunément que les personnes bien portantes, pléthoriques surtout, peuvent en faire un usage habituel. Ce n'est qu'en certaines circonstances que ces eaux sont appelées à remplir un rôle médical moins effectif qu'à l'ordinaire, côtoyant d'assez près la matière de l'hygiène. C'est sur ce terrain, assez distant déjà de celui qu'exploitent les eaux de table, que je me place pour envisager le côté hygiénique des eaux d'Oriol.

Il y a quelques cinquante ans qu'il était d'usage traditionnel à la Mure et dans les environs de faire une neuvaine en buvant les eaux d'Oriol. Les personnes qui se consacraient à ce culte étaient principalement des buveurs de profession, que des libations prolongées en hiver avaient rendus dyspeptiques. Il s'y joignait d'autres personnes que le repos forcé, le régime échauffant, induisaient en un cas semblable. La neuvaine avait lieu en avril ou en mai. Le buveur dégustait le matin une bouteille ou deux d'eau d'Oriol, à petits coups, souvent répétés. Il arrivait que plusieurs buveurs se réunissaient pour accomplir la cérémonie en pleine campagne ; on causait en attendant l'effet des eaux, et l'on ne peut nier que cette distraction péripatéticienne ne vînt en aide au succès de la cure. On prenait à neuf heures un bouillon aux herbes et l'on se nourrissait légèrement le reste de la journée. Il était d'usage de se purger deux fois durant la neuvaine, le deuxième et le huitième jour; pour cela il était ajouté à la première verrée d'eau minérale une dose d'un mélange de sel d'epsom et de manne.

Il est à présumer, puisque beaucoup de personnes y revenaient chaque année, que cette médication rendait à l'estomac son activité première, dépouillait l'économie des matières surabondantes qu'y avaient accumulées l'inaction de l'hiver et la bonne chère, qu'en un mot la masse du sang était dépurée. Dans ce cas, l'action que recherchaient nos ancêtres, par la pratique de la neuvaine, était une action spoliatrice, débarrassant le corps de ses *immondices*, comme disait P. de Vulson, en frappant à la porte de tous les organes éliminateurs, principalement de la vessie et de l'intestin.

La pratique hygiénique de la neuvaine s'est perdue depuis longtemps, mais les habitants de nos contrées ont conservé l'habitude de faire usage de l'eau d'Oriol, aux repas, mélangée avec le vin. C'est pendant l'été, alors que les fonctions digestives sont languissantes, que la consommation de ces eaux s'élève à un degré relativement considérable. Rien ne calme mieux la soif sans exciter les sueurs, rien ne conserve mieux au corps sa vigueur native que l'usage de l'eau d'Oriol durant la chaude saison. Il faut dire aussi que son bas prix, qui est dû au voisinage de sa provenance, la rend accessible à toutes les bourses, et qu'il importe à l'hygiène de nos populations agricoles de leur conserver ces conditions de tarif peu onéreux.

Au point de vue hygiénique il est une circonstance où il importe au plus haut point de soutenir l'activité des fonctions digestives, en même temps que d'obtenir un effet de tonicité générale : c'est en temps d'épidémie. Il me souvient des services que nous rendit l'eau d'Oriol pendant la cruelle épidémie de choléra de 1854 ; gens malades et bien portants en bénéficièrent tour à tour, et je suis persuadé que dans la prophylaxie cholérique son rôle fut des plus importants.

Près des établissements d'eaux minérales il survient assez souvent chez les baigneurs, à une certaine période de leur traitement, de l'inappétence, de l'embarras gastrique et intestinal, avec prostration générale. Ces symptômes surviennent surtout chez les malades qui ont négligé ou dépassé les prescriptions médicales, chez ceux qui ont recherché les sudations trop abondantes ; ils apparaissent même par le seul fait d'une saison prolongée, bien que régulièrement suivie. Il importe alors de cesser la boisson d'eau minérale ordinaire, de la remplacer par une autre plus apéritive, en même temps que tonique ; l'eau d'Oriol me paraît alors très bien convenir. Je ne doute pas, lorsqu'ils la connaîtront mieux, que les médecins d'eaux de notre région ne se fassent un devoir de prescrire à leurs malades l'eau ferrugineuse du Dauphiné. Celle-ci d'ailleurs ne le cède en rien aux eaux similaires qu'à grands frais on fait venir de loin; ils auront l'avantage de l'avoir toujours sous la main, et, qui plus est, dans un état d'extrême fraîcheur, ce qui n'est pas à dédaigner. Il va sans dire que pour l'usage hygiénique ce sont les eaux de la source n° 2, ou de Bardonenche, qui devront être généralement employées. Comme elles s'adressent alors à des gens relativement bien portants, il importe de ne pas abuser du principe ferrugineux. La source que j'indique n'en a qu'une proportion modérée (o gr. o53), bien que son titre gazeux et alcalin soit sensiblement le même que celui du n° 1, ou source Accarias.

MODE D'ADMINISTRATION DES EAUX.

Malgré la diversité des cas et des tempéraments qui fera varier à l'infini le mode d'administration des eaux d'Oriol, il est possible cependant de poser quelques règles générales. L'eau d'Oriol se boit à jeun ou aux repas. Les chloro-anémiques et les dyspeptiques feront sagement de réserver pour les repas une bonne portion de la dose journalière qui leur est prescrite. Ce ne sera que lentement et par degrés qu'ils ingéreront, le matin, un peu d'eau ferrugineuse. Dans ce cas je conseille aux chlorotiques d'y ajouter un peu de lait ou de petit lait, comme correctif et dans le but de combattre la constipation qui est souvent opiniâtre chez eux. Aux dyspeptiques je prescris de préférence le mélange avec un sirop amer, celui d'écorces d'oranges par exemple. Si l'on fait appel aux qualités fondantes de l'eau d'Oriol, il est de rigueur de l'offrir à l'estomac en état de vacuité. Pareille précaution doit être prise à propos de son action antipériodique et de celle qui lui est reconnue contre la cachexie paludéenne. Veut-on, au contraire, obtenir une action diurétique ? C'est entre les repas et comme boisson ordinaire que l'eau minérale doit être bue.

Quant aux doses journalières elles varieront nécessairement suivant les susceptibilités digestives de chacun ; ceci sera l'objet d'un tâtonnement de la part du médecin traitant. En général on débute par deux ou trois demi-verrées, et l'on s'élève rapidement jusqu'à un litre par jour, qui est la dose moyenne et à laquelle chacun peut prétendre. Il n'est pas rare cependant de voir des personnes tolérer l'ingestion d'un litre et demi à deux litres par jour ; mais j'engage de ne chercher qu'avec prudence à atteindre ce degré, et en tout cas de ne pas le dépasser.

A ce propos je ne saurai mieux faire

que de citer textuellement la manière de procéder de P. de Vulson,. qui est, je me plais à le dire et je le dis bien haut, un admirable observateur. Les préceptes pour commencer la cure, la continuer et la finir, sont les mêmes que ceux que nous nous efforçons de faire prévaloir aujourd'hui. Qu'on en juge plutôt :

« Il sera bon que ceux qui auront de quoy et viendront de loin, séjournent quelques jours pour s'accoustumer à l'air du lieu, avant que prendre desdites eaux, car la nature ès-personnes délicates, ne peut porter de si soudains changements.

« Et pour cette mesme raison, on ne doit prendre lesdites eaux que par degrez, commençant par le peu pour y façonner l'estomach, lequel il faut conserver avec toute sorte de soins ; ainsi, dès le matin, les excréments vuidez, on avallera quelques grains d'anis bien machez, en attendant que le soleil monte haut et frappe sur la ſontaine, non-seulement pour dissiper les nuages qui s'y voyent ordinairement, mais pour en attirer mieux les esprits ; et cependant on s'y achemine, comme par promenoir, pour disposer l'estomach à la digestion par ce léger exercice : où estant arrivé (en compagnie pour faire passer l'ennuy et donner courage à boire), on commencera par vn demy-verre puisé du plus gros et plus clair bouillon que fait celle des Auriols, ou de celle claire coulante du Monestier-de-Clermont ; et ayant avallé vn peu d'anis confit, pour corriger la crudité de l'eau, on se promenera soixante ou soixante-dix pas, pour revenir prendre vn autre demy-verre ; et ayant pratiqué l'anis et le promenoir susdit, reprendre encor vn demy-verre, l'anis, et se retirer au petit pas ; si non que sentant l'estomach vigoureux, ou veuille passer jusques au quatrième ou cinquième demy-verre, et se contenter de cette bonne livre d'eau pour la première fois.

« Le second jour, on pourra aller jusques à quatre ou cinq verrées, ou plus à aucuns, si l'estomach le dit, en la mesme observation que dessus, faisant tant seulement les distances des verrées plus longues, sçavoir de cent ou cent vingt pas, et accroissant la dose de l'anis.

« Le troisième jour, avec le mesme ordre et régime, on ira jusques aux 6, 7 et 8 verrées, la force de l'estomach considérée par vn chascun endroit soy. Et le quatrième, on pourra monter jusques à 8, 9, 10 et 12, sous les mesmes cautions et régime, pour se tenir là quelques jours plus ou moins, selon que le besoin, la nécessité et la grandeur du mal le requerront.

« Car vne maladie invétérée en vne personne âgée, aura besoin d'vn plus long séjour pour estre déracinée, qu'vne nouvelle en vne personne qui est en la vigueur de son âge. Et sera beaucoup meilleur à toute personne d'vser plus longuement desdites eaux, que d'en surcharger son estomach d'une grande quantité, pour abréger le temps, ce qui n'est à approuver.

« Enfin, voulant quitter lesdites eaux, il faut le faire peu à peu, descendant ainsi que l'on a monté de jour à autre pour revenir au premier jour (p. 14, 15, 16 et 22). » Voilà, certes, de sages préceptes qui ne déparent pas un traité moderne sur la matière!

CONTRE-INDICATIONS.

Je me suis efforcé de démontrer que l'emploi des eaux d'Oriol convient dans bien des cas de maladies de nature et de causes fort diffrérentes. Il faut remarquer cependant que ces cas ont tous pour symptômes caractéristiques et communs l'appauvrissement du sang, la diminution des globules, la pâleur des chairs, la langueur et la désharmonie des actes organiques, l'inertie nutritive, l'anarchie des fonctions nerveuses.

Les contre-indications de ces eaux s'imposent dès lors d'elles-mêmes. Elles ne sont pas de mise chez les sujets sanguins, chez ceux qui sont prédisposés aux congestions, aux inflamamtions, dans la période aiguë des maladies. Nous avons dit avec quel tact médical elles devaient être maniées dans la phthisie pulmonaire et les hydropisies. Nous nous en abstiendrons avec soin dans les phthisies aiguës et galopantes, dans celles qui sont en voie d'évolution, pour ne les adresser qu'aux phthisies regressives, à celles qui revêtent la forme torpide, ou qui sont à l'état stationnaire. Nous éviterons avec non moins de sollicitude l'administration des eaux d'Oriol aux malades qui ont une affection du cœur à la période active ; les réservant pour l'époque où le trouble de la circulation, l'hématose incomplète, déterminent un état anémique du sang ; ou bien encore pour l'époque où la faiblesse acquise se complique d'exhalations séreuses dans le tissu cellulaire sous-cutané.

J'invite également les médecins à la plus grande réserve dans les cas de congestion, d'hémorragie cérébrale, même anciens. Il n'est rien qui convienne si peu, que l'usage de ces eaux, aux malades dont l'état s'accompagne d'un certain éréthisme vasculaire.

Il est entendu que ces contre-indications ne concernent que les personnes qui font des eaux d'Oriol un usage suffisamment prolongé, ainsi qu'il arrive dans un traitement suivi. Je ne vois, pour ma part, aucun inconvénient, dans le but de remplir une indication passagère, de lever un instant l'interdit et de permettre à quiconque la boisson d'eau d'Oriol pendant quelques jours.

AVENIR DES EAUX D'ORIOL.

Les eaux d'Oriol se recommandent à l'attention des médecins dauphinois à deux titres : comme eau de transport d'abord, et pouvant ensuite donner lieu à l'établissement d'une station d'eau minérale d'une certaine importance.

Pour l'usage à domicile les eaux d'Oriol entrent aujourd'hui dans une phase nouvelle. J'ai dit que les nouveaux propriétaires, pour assurer la bonne conservation de leur eau, mettent tous leurs soins aux opérations de puisement, d'embouteillage et d'expédition.

Le puisement se fait, autant que possible, par un temps très sec. Le robinet des cuves est armé d'un tube en caoutchouc qui plonge jusqu'au fond de la bouteille, de sorte que le remplissage ayant lieu de bas en haut, la seule couche extérieure de l'eau minérale subit le contact de l'air. Le bouchage des bouteilles a lieu au moyen de bouchons choisis et à l'aide d'un appareil perfectionné qui procure une obturation hermétique. En même temps le vase est capsulé, étiqueté et prêt à être livré à la consommation.

Il arrive quelquefois qu'il se forme au fond du verre un léger dépôt vaseux ; cela tient au bouillonnement de la source qui entraîne quelques particules d'argile, lorsque la pression barométrique est faible ou que le niveau de l'eau baisse dans la cuve. Dans ce cas on arrête le puisement. Mais il arrive qu'on ne s'aperçoit pas toujours à temps de la formation du dépôt, qui met quelques heures à se produire ; c'est alors qu'a lieu l'inconvénient que je signale. Je dois dire, pour rassurer les timorés, que celui-ci ne nuit en rien à l'effet thérapeuthique de l'eau minérale ; il ne réussit qu'à en troubler la transparence, sans la rendre désagréable au goût. D'ailleurs depuis que l'attention des propriétaires a été portée sur ce point, l'introduction d'argile ocreuse dans les bouteilles se fait bien rare, en connaissant les causes, ils arrivent insensiblement à en supprimer complétement les effets.

Avec un ensemble de soins aussi bien

entendus l'avenir des eaux d'Oriol, comme eaux de transport, est assuré.

Il n'est pas indifférent, même pour des eaux facilement transportables, de les boire loin ou près de la source. Au moment de leur sortie souterraine, leur intégrité est complète, elles sont vivantes, a-t-on dit ; un instant après, elles sont déjà moins animées, quelques bulles du gaz qui fait leur vie les ayant abandonnées. Quel que soit, à cet égard, le sentiment de chacun, les données de la science et de la raison doivent être respectées ; c'est pourquoi nous avons foi, pour un avenir plus ou moins prochain, en l'installation à Oriol d'un petit établissement minéro-thermal.

Aujourd'hui déjà il est possible de faire une cure à Oriol, la boisson est toujours prête et l'accès des sources facile. Le buveur valide peut tous les jours franchir les trois kilomètres qui séparent Oriol de Mens, et son traitement fini rentrer au bourg. Quant aux malades trop faibles pour parcourir cette distance, ils peuvent, s'ils ne sont pas trop difficiles, trouver au village même le gîte et le couvert. Mais cette installation primitive qui suffisait à nos pères, doit aujourd'hui recevoir une autre direction.

Je ne pense pas que la constitution chimique et la température des eaux d'Oriol se prêtent à un grand développement balnéaire ; leur faible débit y mettrait d'ailleurs un obstacle complet. Il faudrait tout simplement créer à Oriol une buvette, avec deux ou trois pièces servant de salons pour le repos des buveurs. Ce serait là le principal. Comme annexe j'aimerais à y rencontrer des douches locales, à jets variés, de petites douches pulvérisées, dont l'utilisation prochaine ne me paraît pas douteuse. Je crois qu'avec cette installation simple et peu coûteuse pour les propriétaires, on pourrait attendre les événements. On devrait en même temps songer à relier la nouvelle station avec Mens par un service régulier d'omnibus. Cette précaution est indispensable dans les jours de pluie et pour les malades que le moindre exercice fatigue. La proximité d'Oriol de la route de Mens au pont de Brion, à laquelle il serait facile de se raccorder, rendrait ce projet très praticable.

Mens, joli bourg de 2,000 âmes, serait le rendez-vous général des baigneurs. Cette petite ville, très proprette dans ses rues principales, me paraît appropriée à son nouveau rôle ; les habitants y sont polis, affables même, la vie matérielle y est très abordable.

Le climat de Mens est relativement doux, en même temps que l'air y est très salubre. Ces heureuses conditions ressortent de sa situation topographique Le bourg est à 750 mètres au-dessus du niveau de la mer. Un coteau élevé l'abrite des vents du Nord; sa large ouverture au midi et à l'ouest lui assure tout le jour la salutaire influence des rayons solaires, en même temps qu'elle lui ouvre une magnifique perspective sur les montagnes de la Drôme et celles du Vercors. Les productions végétales sont celles des régions moyennes, c'est-à-dire que le noyer, les arbres à fruits, la vigne, y donnent de beaux et abondants produits.

De Mens comme centre, les malades peuvent rayonner dans diverses directions, au gré de leur fantaisie et de leurs forces. Je commence par citer les promenades les plus rapprochées : Montmeilleur, le col Accarias, le pont suspendu de Ponsonnas, celui de Brion, Tréminis.

Aguerris peu à peu ils pourront entreprendre les excursions de Lalley, Luz, la forêt de Durbon, Esparron, le col de Menée, la Mure, Corps, la Salette. Enfin, si le démon des courses dangereuses les possède, s'ils sont touristes dans l'âme et appartiennent à quelque club alpin, l'assaut du gigantesque Obiou, des grottes de la Feytoure, et, par-dessus tout, l'escalade du Mont-Aiguille, mettront le sceau à leur complète guérison et à leur réputation d'ascensionniste.

FIN.

www.ingramcontent.com/pod-product-compliance
Ingram Content Group UK Ltd.
Pitfield, Milton Keynes, MK11 3LW, UK
UKHW021111200726
13857UKWH00003B/1189